ESSAI

SUR LES

VÉGÉTATIONS HÉMORRHOÏDALES

DE L'URÈTHRE CHEZ LA FEMME

PAR

O.-P. DUPIN

Docteur en médecine de la Faculté de Paris.
Ancien interne des hôpitaux de Bordéaux,
Lauréat de l'École de médecine.

> On peut exiger beaucoup de celui qui
> devient auteur pour acquérir de la gloire
> ou pour motif d'intérêt ; mais celui qui
> n'écrit que pour satisfaire à un devoir
> dont il ne peut se dispenser, à une obli-
> gation qui lui est imposée, a sans doute
> de grands droits à l'indulgence de ses
> lecteurs.　　　　　LA BRUYÈRE.

PARIS

A. PARENT, IMPRIMEUR DE LA FACULTÉ DE MEDECINE,
29-31, rue Monsieur-le-Prince, 29-31.

1873

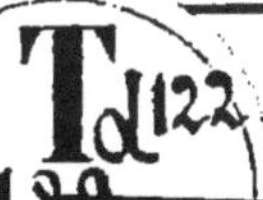

ESSAI

SUR LES

VÉGÉTATIONS HÉMORRHOÏDALES

DE L'URÈTHRE CHEZ LA FEMME

PAR

O.-P. DUPIN

Docteur en médecine de la Faculté de Paris.
Ancien interne des hôpitaux de Bordeaux,
Lauréat de l'École de médecine.

> On peut exiger beaucoup de celui qui
> devient auteur pour acquérir de la gloire
> ou pour motif d'intérêt ; mais celui qui
> n'écrit que pour satisfaire à un devoir
> dont il ne peut se dispenser, à une obli-
> gation qui lui est imposée, a sans doute
> de grands droits à l'indulgence de ses
> lecteurs,   LA BRUYÈRE.

PARIS

A. PARENT, IMPRIMEUR DE LA FACULTÉ DE MEDECINE,
29-31, rue Monsieur-le-Prince, 29-31.

1873

A M. LEVIEUX

A M. DUDON

A M. LE BARON H. LARREY

A M. LE PROFESSEUR RICHET

ESSAI

SUR LES

VÉGÉTATIONS HÉMORRHOÏDALES

DE L'URÈTHRE CHEZ LA FEMME

HISTORIQUE.

Les expressions *d'hémorrhoïdes, de végétations hémor-rhoïdales de l'urèthre* ont été consacrées par M. le professeur Richet, dans ses leçons cliniques de la Charité et plus récemment de l'Hôtel-Dieu, pour désigner une forme assez fréquente de tumeurs siégeant sur l'urèthre de la femme, et à laquelle les auteurs avaient donné les noms de polypes, carnosités, excroissances, végétations charnues, excroissances charnues et vasculaires, fongosités, excroissances fongueuses, callosités, granulations de la muqueuse, hypertrophies papillaires, tumeurs hypertrophiques de l'urèthre, etc., etc. Nous ne voulons pas dire que toutes les observations rapportées dans la science, sous ces différents noms, soient des tumeurs variqueuses, nous pensons, au contraire; que l'on a confondu, sous des dénominations semblables ou analogues, des affections correspondant à des états anatomiques variés.

Il nous serait facile de montrer qu'il peut exister dans l'urèthre de la femme, et particulièrement au niveau du méat urinaire, des tumeurs de nature différente. M. Gubler a fait l'examen histologique d'une de ces tumeurs, qui était bien évidemment un adénôme; dans d'autres cas, il s'agissait d'épithéliômes; dans d'autres encore, de simples procidences de la muqueuse uréthrale; mais nous pensons que, dans la grande majorité des cas, les polypes de l'urèthre de la femme ne sont autre chose que des dilatations vasculaires, des véritables hémorrhoïdes présentant, avec les hémorrhoïdes de l'anus, les plus grandes analogies.

Cette idée, nettement exprimée par M. le professeur Richet (1), n'est pas absolument nouvelle dans la science, ou, pour parler plus exactement, l'existence de tumeurs variqueuses dans l'urèthre de la femme a, depuis longtemps, été signalée par quelques auteurs.

Morgagni (2) a remarqué très-souvent que les petits vaisseaux sanguins qui rampent en grand nombre, et presque parallèlement sur la tunique interne de l'urèthre, étaient tellement engorgés et serrés, qu'ils rendaient toute cette membrane presque noirâtre.

Clarke, en 1814 (3), décrit avec soin les varices du canal de l'urèthre, dans un chapitre intitulé : *Epaisissement de la membrane muqueuse de l'urèthre dans toute son*

(1) Gazette des hôpitaux, 1872. Leçon recueillie et publiée par M. Filiol.
(2) De sedibus et causis morborum, epist. 42.
(3) Diseases of Females, p. 269, t. I.

étendue, accompagné d'un état variqueux des vaisseaux de la partie. Il en étudie les symptômes et en donne une description à laquelle il n'y a presque rien à ajouter aujourd'hui. La sensation de pesanteur aux organes génitaux, quand la malade est debout, l'écoulement muqueux, le besoin fréquent d'uriner, la douleur pendant les rapports sexuels, l'existence d'une tuméfaction douloureuse de l'urèthre, perceptible par le toucher vaginal, ont été observés par lui et sont mentionnés dans sa description. Si l'on découvre les parties, et que l'on fasse pousser la malade, on voit la muqueuse du méat épaissie, et, sur cette muqueuse, se ramifient des vaisseaux assez volumineux pour être ouverts avec une lancette. «Ces vaisseaux, dit-il, augmentent de volume pendant la station debout, et il en résulte une sensation de pesanteur et une coloration rouge foncé, qui diminuent en même temps que le volume des vaisseaux pendant la position horizontale. La rougeur de la tumeur disparaît par la pression et se reproduit aussitôt après que celle-ci a cessé. » Quant à la nature de l'affection, Clarke s'exprime en ces termes : « Cette maladie semble provenir d'un développement, d'une dilatation des vaisseaux sanguins de la partie, parce que, lorsque les vaisseaux sont vides de leur contenu, le volume de la tumeur diminue, et en se basant sur sa coloration, il y a fort à penser que les vaisseaux dilatés sont surtout des veines. »

Et la description de Clarke n'est pas une description banale, s'appliquant à toutes les tumeurs de l'urèthre de la femme, car il a, dans un chapitre précédent, décrit séparément les *tumeurs vasculaires de l'orifice du méat urinaire* (1), d'une coloration rouge vif, à surface granu-

(1) Clarke. Diseases of Females, t. I, p. 264.

leuse, ordinairement pédiculée, pouvant acquérir un volume considérable, et différant, en tous cas, notablement, des varices de cet organe.

John Burns, dans la 9ᵉ édition de son Traité d'accouchement, publiée en 1837, admet l'existence des varices uréthrales de la femme. Dans le chapitre où il décrit les excroissances de l'urèthre, il dit : « L'urèthre est quelquefois rétréci par un *état variqueux* de ses vaisseaux, » et un peu plus loin il ajoute : « La membrane muqueuse de l'urèthre est quelquefois épaissie, et ses vaisseaux deviennent variqueux, ce qui produit un gonflement général de l'urèthre senti par le doigt, puis de la douleur à la pression, et, dans le coït, avec un écoulement muqueux et une envie ardente d'uriner. Quand la malade se baisse, l'urèthre est en partie renversé et paraît tuméfié et vasculaire, etc. »

Les ouvrages anglais les plus récents ont peu ajouté à ces notions. Hutchinson (1), dans l'Encyclopédie de Holmes, emploie l'expression d'*hémorrhoïdes uréthrales*. «Celles de ces tumeurs, dit-il, en parlant des tumeurs vasculaires du méat urinaire, qui ont une large base ressemblent, dans tous leurs détails, à l'espèce d'hémorrhoïdes la plus vasculaire... Par leur mode d'origine et par leur nature, ces tumeurs sont probablement analogues aux hémorrhoïdes de l'anus : leurs symptômes sont également analogues, en tenant compte, bien entendu, des nuances qui résultent de la différence de leur siége. »

Ce sont les mêmes tumeurs que Gross décrit sous le nom de varicosités : « Des veines, dit-il, entourant l'urè-

(1) Traduction française, 1839, p. 65.
(2) A system of surgery by various authors.

thre, forment quelquefois une tumeur ovoïde, molle,
compressible, dont la surface est parcourue par de petits
vaisseaux. Elles peuvent atteindre la grosseur d'une noisette, et sont caractérisées, par un sentiment de plénitude,
de tension et de gêne dans la position verticale, qui disparaissent dans la position horizontale, par de la douleur dans les rapports sexuels et de fréquents besoins
d'uriner, etc.

Mais ces idées n'étaient pas admises en France, où l'on
considérait les polypes de l'urèthre comme formés par
des papillômes, des adénômes, des myxômes, etc., et
où l'on faisait jouer aux dilatations vasculaires un rôle
tout à fait secondaire dans leur pathogénie. Quelquefois
cependant le mot hémorrhoïde est prononcé. M. Forget
a communiqué (1) à la Société de chirurgie une observation de tumeur uréthrale d'un rouge violacé, repo-
sant, par une large base, sur la muqueuse tuméfiée,
épaissie, procidente et formant un bourrelet circulaire
assez analogue, dit-il, à celui qu'on observe à l'anus lorsqu'il existe des tumeurs homorrhoïdales. Mais cette ressemblance extérieure ne conduit pas M. Forget à en in-
duire une analogie de structure, et, dans la discussion
que provoque sa communication, personne ne songe
que l'on pourrait avoir affaire à une tumeur de nature
variqueuse.

C'est à M. le professeur Richet que revient l'honneur
d'avoir fait connaître en France l'existence des hémorrhoïdes uréthrales, et d'avoir démontré l'importance du
rôle qu'elles jouent dans la formation et dans l'évolution
du plus grand nombre des tumeurs de l'urèthre de la
femme.

(1) Soc. de chirurgie, Paris, 1851.

SYMPTÔMES

Les malades affectées de végétations hémorroïdales de l'urèthre, éprouvent au commencement une sensation de gêne, de pesanteur dans les organes génitaux urinaires, surtout après la marche ; ces douleurs, dans les mêmes circonstances, peuvent se propager jusque dans les reins, le bas-ventre et la vessie. Mais ces symptômes restent le plus souvent inaperçus. Ce qui attire alors l'attention de la malade, c'est une sensation de douleur, de cuisson en urinant, sensation quelquefois peu douloureuse, le plus souvent allant en augmentant, se continuant plusieurs minutes après la miction et devenant insupportable. Alors, il y a du spasme, du sphincter de la vessie, un véritable ténesme vésical qui peut s'étendre à la région anale et même il peut y avoir de plus une rétention d'urine. D'autres fois, le besoin d'uriner devient si impérieux et si fréquent, que les malades sont privées de sommeil et que leur santé générale peut être gravement atteinte ; enfin, l'ensemble de ces impressions désagréables peut être tel chez les femmes nerveuses, au dire de Burns, qu'elles peuvent avoir de véritables convulsions.

Les rapports sexuels sont pénibles pour la malade, bientôt douloureux, ils peuvent devenir, peu à peu, complètement impossibles. Mais chez les femmes mariées qui sont atteintes de cette affection, c'est dès les premières approches conjugales que devient évidente l'impossibilité de cohabiter, et elle dure jusqu'à ce que la tumeur ait été enlevée.

La femme qui fait l'objet de l'observation suivante ne put accomplir ses devoirs conjugaux pendant les dix-huit premiers mois de mariage.

OBS. I. — Nous avons pris cette observation dans une leçon clinique inédite, recueillie par un de ses élèves, et que nous a communi-

quée M. le professeur Richet. Nous le remercions ici bien sincèrement de la bonté qu'il a mise à nous communiquer ses observations
et à nous développer ses idées sur les hémorroïdes de l'urèthre chez
la femme.

Au no 4 de la salle des femmes, est couchée une malade, âgée de
24 ans ; c'est une femme d'une constitution robuste, qui exerce la
profession de cuisinière. Réglée, pour la première fois, à 17 ans et
demi, elle le fut depuis assez irrégulièrement et peu abondamment
(quatre ou six jours). Jamais de pertes rouges, un peu de leucorrhée
dans l'intervalle des règles. Mariée depuis dix-huit mois, elle s'était
aperçue, au moins six mois avant son mariage, qu'elle avait aux parties sexuelles un petit bouton rouge, qui était très-sensible et la faisait souffrir très-particulièrement quand elle s'essuyait après avoir
fait les lotions que réclame la toilette des femmes. C'est alors qu'elle
consulta pour la première fois un médecin, qui lui ordonna des tisa-
nes rafraîchissantes.

C'est surtout au moment de son mariage, lors de la première approche, qu'elle ressentit des douleurs intolérables qui ne lui permi-
rent pas de voir son mari ; une petite hémorrhagie eut lieu à ce moment. Cette femme resta alors trois mois sans avoir aucun rapport
conjugal. Pendant cet intervalle, un médecin la cautérisa avec le nitrate d'argent, 7 à 8 fois, sans que le polype parût diminuer. Les rapports sexuels ne furent pas plus possibles après ce traitement qu'auparavant ; le contact du penis, du doigt, d'un instrument quelconque,
faisait pousser des cris à la malade. C'est seulement à partir de son
mariage que la miction devint très-pénible : Envies fréquentes d'u-
riner, épreintes, urines épaisses, mais non mélangées de sang. Ces
accidents paraissent avoir augmenté depuis le début de l'affection.

Quant aux sensations voluptueuses produites par les rapports
sexuels, la malade dit n'en avoir aucune idée ; les devoirs conjugaux
lui ont toujours causé une certaine frayeur, mais elle indique des
sensations d'une nature indéfinissable qu'elle éprouve au moment où
elle peut satisfaire ses envies d'uriner.

Si on examine la vulve, on constate au niveau de la partie antérieure de l'urèthre, une petite tumeur, d'un rouge vif, framboisée,
espèce de végétation fendillée, composée de plusieurs lobes, séparés
par des fissures ; ce n'est donc pas l'aspect d'une cerise à surface
lisse, uniforme des polypes muqueux du conduit auditif externe, ou
des fosses nasales, que présente cette petite tumeur ; elle s'enfonce
un peu dans l'urèthre, et devient plus saillante lorsque la malade fait
un effort pour uriner ou pour aller à la garde-robe. Au lieu d'être
pédiculée, elle est sessile et même sa surface d'insertion qui occupe la
partie inférieure et latérale de l'urèthre est assez large. Les manœu-

vres exploratrices les plus douces la font saigner assez facilement.
Si on pratique le cathétérisme, le bec de la sonde est arrêté quelques
instants à 1 centimètre environ en arrière du méat, et on éprouve une
certaine difficulté à franchir le rétrécissement qui existe en ce point
du canal uréthral. Lorsqu'on a triomphé de cet obstacle, on parcourt
facilement le reste de l'urèthre, et l'on parvient dans la vessie où on
ne constate la présence d'aucun corps étranger.

Pendant que la sonde était en place, j'introduisis dans le vagin
mon doigt indicateur, et je pus constater d'abord que celui-ci était
fortement serré par le constricteur du vagin, car la résistance de ce
muscle n'avait pas encore été vaincue par les rapprochements sexuels,
certainement incomplets, comme l'attestait, du reste, l'intégrité presque complète de la membrane hymen. Cette exploration vaginale me
permit, en outre, de sentir en palpant l'urèthre, une espèce de bourrelet circulaire au niveau du point où la sonde se trouvait arrêtée.
Poursuivant mes investigations, je trouvai l'utérus un peu abaissé,
mais normal.

Un fait curieux, et sur lequel je désire insister, parce qu'il est important au point de vue pratique, c'est l'existence, dans les régions
environnantes, de douleurs qui tourmentent la malade, même lorsqu'elle est inactive dans le lit, mais surtout quand elle urine, quand
elle essaye d'avoir des rapprochements sexuels, ou bien quand sa
petite tumeur est irritée par un moyen quelconque.

Quant au traitement, ce fut l'excision, suivie de la cautérisation
qu'employa M. le professeur Richet.

La malade ayant désiré être endormie, fut soumise aux inhala-
tions chloroformiques.

L'opération ne présenta rien de particulier ; il n'y eut pas d'hémorrhagie ; la cicatrisation de la petite plaie fut rapide. Pendant les
jours qui suivirent l'opération, la malade ne put uriner seule ; on fut
obligé de la sonder plusieurs fois par jour. Il survint alors une légère
complication, une cystite du col dont on triompha par les émollients.

La malade sortit le 24 février, presque complètement guérie. La
miction s'effectuait facilement et sans douleur, l'hyperesthésie vulvaire avait disparu, le vagin était toujours étroit, mais le constricteur
n'était plus contracturé. Le cathétérisme uréthral était bien plus facile qu'au moment de l'entrée de la malade ; cependant le rétrécissement qui avait lieu à la partie antérieure de l'urèthre, n'avait pas
complètement disparu.

Il y a par l'urèthre, au moment de la miction, une
perte de sang considérable qui peut quelquefois tein-
dre l'urine en rose ou en rouge, mais souvent ect

écoulement sanguin n'existe pas et plus fréquemment les malades ne le remarquent que lorsqu'elles s'essuient après avoir fait leur toilette. Il y a quelquefois aussi un écoulement muqueux ou muco-purulent comme dans l'observation suivante (1).

Obs. II. — Dans un cas cité par M. Wardrops (1), la maladie existait chez une dame de 30 ans ; et, en outre des grandes douleurs qu'elle causait, elle s'accompagnait d'un écoulement muco-purulent abondant. Une tumeur fongueuse, de la grosseur d'un petit pois, de couleur rouge vif, extrêmement sensible au toucher, faisait saillie en dehors de l'orifice de l'urèthre, auquel elle adhérait par une large base. Cette fongosité fut excisée avec des ciseaux, ainsi qu'une portion de la muqueuse saine, à sa base. La malade, qui vécut treize ans après l'opération, n'eut pas de récidive.

Enfin, il peut arriver que tous ces symptômes manquent et que le hasard seul fasse découvrir la présence de la tumeur, mais les faits de ce genre sont rares.

Au toucher, on sent fréquemment, dans le point où se trouve le méat urinaire, une saillie au lieu d'un enfoncement qu'on devrait rencontrer ; quelquefois, c'est une véritable tumeur dont on peut apprécier la forme et le volume. Puis, en promenant son doigt d'avant en arrière sur la paroi antérieure du vagin, on rencontre généralement un cylindre gros comme une plume d'oie, ou un peu plus gros, allant répondre au corps de la vessie. Les douleurs qui au toucher sont presque nulles au niveau du méat, deviennent presque intolérables si on presse contre le pubis. D'autres fois, toutes les parties de la tumeur sont très-douloureuses au moindre contact ; c'est surtout quand les tumeurs sont petites, excoriées, et qu'elles datent de longtemps. Si l'on continue les recherches et qu'on aille sur le col de l'utérus, on le trouve sain et indolent, de même que le reste de la vessie.

(1) The Lancet, 1828, t. I, 785, t. XII, dans la collection.

En examinant à l'œil, après avoir fait placer la femme dans la position usitée pour l'examen au spéculum, ét avoir écarté les grandes et les petites lèvres, on constate la présence d'une tumeur sessile, rarement pédiculée ou munie d'un pédicule irrégulier, formée de franges ou ornée d'appendices qui y ressemblent, et entourant plus ou moins le canal de l'urèthre. Ces tumeurs peuvent avoir le volume d'une tête d'épingle à celui d'une framboise ; elles peuvent être en nombre variable, bien qu'elles soient le plus souvent solitaires. D'autres fois, la membrane muqueuse de l'orifice uréthral paraît épaissie et frangeuse, c'est une espèce de boursouflement.

Ces tumeurs siègent le plus ordinairement à l'entrée du canal de l'urèthre et sont facilement appréciables aux premiers regards, mais il peut arriver qu'elles soient absolument cachées dans l'intérieur du canal, qu'elles donnent lieu à des erreurs de diagnostic de longue durée, et que lors même qu'on en soupçonne l'existence, on ne les trouve pas. Nous pourrions citer le fait de M. Azam et bien d'autres. Ici, il semblait n'y avoir qu'une fissure du canal, et après la cautérisation, on put constater la présence de la tumeur. Quelquefois celle-ci, enfoncée moins profondément, peut faire saillie, si, en écartant les lèvres du méat, on fait pousser la malade. Enfin, il peut être utile, pour établir son diagnostic, d'explorer le canal avec un stylet, une sonde ou un petit spéculum tel que le spéculum ani, auris ou le dilatateur préputial de Thibault.

La couleur de ces tumeurs est presque partout décrite d'un rouge vif, cependant, il est quelques cas où l'on a parlé d'une coloration plus foncée, rouge brun ; Velpeau et Velten décrivent une couleur rouge gris. La raison pour laquelle ces varices n'ont pas une coloration plus intense, c'est que les vaisseaux veineux qui les forment étant tout près des dernières ramifications artérielles, portent un sang moins coloré que les grosses veines.

D'un autre côté, c'est toujours couchées et quelquefois depuis longtemps, qu'on examine les malades, tandis que si on les examinait levées, ou au moment même où elles se couchent, après s'être longtemps tenues debout, on observerait plus fréquemment des symptômes sur lesquels a très-bien insisté Clarke : la coloration foncée de la tumeur, sa tension, son augmentation de volume et une sensation de gêne et de pesanteur ; symptômes qui diminuent ou cessent lorsque la malade se tient couchée.

En introduisant la sonde dans l'urèthre, on arrive généralement assez bien jusqu'à un ou deux centimètres de profondeur ; à ce niveau, se trouve un obstacle plus ou moins difficile à vaincre, qui retient un instant l'instrument, et qu'on ne peut franchir, qu'au prix de vives souffrances pour la malade, comme cela est arrivé dans l'observation qu'on va lire :

Obs. III (1).—Au n° 5 de la salle Saint-Charles est couchée une jeune fille de 20 ans, qui fut prise il y a deux ans, de rétention d'urine qui dura trois jours, pendant lesquels elle ne voulait pas se laisser sonder. Au bout de ce temps, sous l'influence de cataplasmes, de boissons émollientes, de bains prolongés, elle finit par uriner.

Depuis ce moment, elle n'a cessé de souffrir du côté de la vessie et du canal de l'urèthre dès qu'elle a voulu uriner.

Il y a deux mois, fatiguée par ces douleurs persistantes, elle alla, nous dit-elle, à l'hôpital Saint-Louis, et entra dans le service de M. Tillaux. Là elle subit une opération où on lui excisa, toujours d'après son dire, des polypes du canal de l'urèthre. Je rapporte les renseignements qu'elle nous a donnés parce que l'on peut s'y fier ; ce que nous voyons prouve, en effet, qu'elle ne se trompe pas. Elle séjourna à l'hôpital quinze jours environ, mais les douleurs apparu-

(1) Gazette des hôpitaux, 1872, p. 505. Leçon de M. Richet.

Dupin.   2

rent de nouveau, elle vint à l'Hôtel-Dieu, demandant qu'on lui fît quelque chose contre ses douleurs épouvantables.

Lorsqu'on examine localement cette malade, on voit, si l'on vient à écarter les petites lèvres, une saillie au lieu d'un enfoncement dans le point où se trouve le méat urinaire ; en outre, à l'ouverture de cet orifice, on aperçoit des végétations qui font une légère saillie à l'extérieur.

Voici, d'autre part, ce que nous apprend le toucher vaginal : Le doigt, porté sur la paroi supérieure du vagin et promené d'avant en arrière, trouve un cylindre ayant à peu près la grosseur d'un tuyau de plume d'oie, et allant rejoindre le col de la vessie. Ce cylindre dur et gonflé, que l'on sent, est le canal de l'urèthre augmenté de volume.

Mais étudions le siége des douleurs qu'éprouve la malade : au niveau du méat urinaire, les sensations douloureuses sont presque nulles ; mais à 1 centimètre et demi en arrière, elles se réveillent plus vives, et elles acquièrent leur acuité extrême lorsque l'on porte le doigt sur le col de la vessie et qu'on appuie sur la symphyse pubienne. Plus loin, du côté de la vessie, rien. Du côté de l'utérus, rien non plus. Il est dans une légère antéflexion qui n'a rien d'exagéré. Le col de l'utérus de cette femme est normal ; il n'y existe pas de granulations, rien qui puisse irriter la vessie. Elle a un peu d'écoulement vaginal, peut-être a-t-elle eu un peu de vaginite, mais à l'heure actuelle elle n'a que des flueurs blanches. Le col, d'ailleurs, est conique, ce qui est parfaitement en rapport avec ce qu'elle nous dit, qu'elle n'a pas eu d'enfants.

Le cathétérisme était très-important à pratiquer. Elle n'y voulut pas consentir, craignant de la douleur, et ce n'est qu'avec beaucoup de ménagements que je suis parvenu à l'y décider. Je l'ai sondée avec soin, avec précaution, parce que je savais rencontrer chez cette malade quelque chose d'anormal à 1 centimètre où 1 centimètre et demi du méat. Ce que j'avais prévu est arrivé ; après avoir introduit une sonde, je l'ai poussée dans le canal de l'urèthre, et arrivé à la distance que je vous ai dite tout à l'heure, j'ai été arrêté par quelque chose d'anormal que je supposais devoir exister dans ce lieu, c'est-à-dire par un rétrécissement. Après avoir constaté l'obstacle, j'ai pressé sur le rétrécissement qui a fini par céder, et je suis arrivé dans la vessie, tandis que la malade se tordait dans d'affreuses douleurs.

J'ai voulu me rendre compte de la qualité des urines ; elles n'avaient rien que de très-normal. Quant au sang qu'a rendu cette malade, à une certaine époque, une ou deux gouttes chaque fois, ce

sang ne provenait pas de la vessie, ainsi qu'elle l'avait fort bien constaté elle-même, mais du canal de l'urèthre.

Seulement elle prétend qu'elle a quelquefois uriné comme une
éponge, nous l'avons interrogée sur la signification qu'elle donnait à
ce mot éponge, et nous avons appris qu'elle appelait ainsi un nuage
que ses urines laissent de temps à autre précipiter. Voilà ce que nous
avons pu obtenir par le cathétérisme et les interrogations.

J'ai cherché à savoir quels étaient les symptômes éprouvés par
elle : en dehors de la miction, elle ne souffre pas. Lorsqu'elle marche, lorsqu'elle se fatigue, elle éprouve dès douleurs de reins et de
bas-ventre. Mais quand elle urine, les douleurs apparaissent très-
vives, et elles se prolongent durant cinq, six et huit minutes. Les
douleurs de reins et de bas-ventre, elle ne les éprouve que lorsqu'elle fatigue, mais les autres sont journalières et lui rendent la vie
insupportable, ce qui fait qu'elle veut guérir à tout prix.

Le rétrécissement du canal de l'urèthre, si bien si-
gnalé par M. Richet, passe le plus souvent inaperçu
chez les autres auteurs. Il peut être de deux sortes :

Le rétrécissement réel causé par la présence de la tumeur siégeant à l'intérieur du canal, est appréciable au
toucher si l'on promène le doigt sur la paroi supérieure
du vagin, au niveau de l'urèthre, et à la sonde si on essaye de l'introduire dans le canal. Cette variété est assez
rare.

Mais une forme beaucoup plus fréquente, est celle du
rétrécissement spasmodique.

Ce rétrécissement est, en effet, presque constant, principalement lorsque la maladie est arrivée à une certaine période. Depuis que M. Richet le cherche, il l'a trouvé huit
fois sur huit cas. Autrefois, ayant vu une récidive, il
avait constaté ce rétrécissement et avait cru qu'il était le
résultat de l'opération primitive, mais maintenant il est
convaincu que c'est une des complications habituelles de
la maladie.

D'un autre côté, si l'on se rappelle que les rétrécissements organiques de l'urèthre chez la femme, sont excessivement rares, que ces rétrécissements sont facilement vaincus par la sonde un instant maintenue, et surtout qu'ils disparaissent après l'opération, on sera en droit de conclure :

1° Que le rétrécissement est purement spasmodique ;

2° Qu'il est intimement lié à la présence de la petite tumeur.

En effet, il peut arriver que les fibres musculaires sous-jacentes à la muqueuse, habituées à se contracter longtemps, soient prises d'une véritable contracture et déterminent un rétrécissement permanent. Quand cette contracture est purement réflexe, c'est-à-dire soumise à l'influence du système nerveux central, quand, en un mot, il n'y a pas de véritable rétraction, on conçoit que le rétrécissement puisse disparaître assez facilement lorsque la cause d'irritation (la tumeur), a disparu.

Ce rétrécissement est accompagné de ténesme vésical et même de contracture du sphincter anal ; tel est encore le résultat des recherches de M. Richet.

Dans ces derniers symptômes, de caractère purement sympathique, nous trouvons un nouveau trait d'analogie entre les hémorrhoïdes anales et uréthrales.

Nous trouvons dans une de nos notes prises l'an dernier, aux cliniques de M. le professeur Richet, le passage suivant d'une leçon qu'il fit sur les hémorrhoïdes de l'anus :

« Le sphincter vésical a de grandes connexions avec les fibres circulaires du rectum et le sphincter rectal ; il en résulte que quand l'un de ces sphincters se trouve malade, l'autre l'est aussi ; la preuve, c'est que lorsqu'on contracte la vessie pour expulser les dernières gouttes d'urine, le sphincter anal se ferme vivement. Il faut bien se rappeler cela lorsqu'on fait une opération de fistule à l'anus et avertir le malade qu'il ne devrait pas être étonné, s'il lui arrivait de ne pouvoir pas pisser. »

Voilà l'explication du symptôme.

Ici la présence de la tumeur, ou l'irritation produite par son excoriation, entraîne la contracture du col de la vessie et sympathiquement celle du sphincter anal.

Il peut encore exister d'autres symptômes de voisinage. C'est ainsi que nous rencontrons des irradiations dou-loureuses dans les lombes, dans les aines, la partie supé-rieure des cuisses. Très-fréquentes pendant la miction ou le coït, elles peuvent exister même pendant le repos comme dans l'observation de M. Richet. Elles sont dues à une propagation, suivant les différents rameaux du plexus hypogastrique, de l'irritation produite en un point de leur trajet par le polype uréthral.

Il y a un rapport intéressant à signaler entre les symp-tômes des végétations hémorrhoïdales de l'urèthre et l'appa rition des règles : chez une malade de la maison Dubois pendant les quelques jours qui précédaient les règles, les douleurs de ventre et de reins devenaient beaucoup plus vives, puis elles diminuaient quand l'écoulement catamé-nial s'établissait, et le deuxième jour de la menstruation, elles s'éclipsaient plus complètement, pour reparaître quelque temps après.

MARCHE.

Quand on n'a qu'une simple dilatation vasculaire, comme dans une observation de Morgagni, l'affection reste inconnue ; mais dès qu'il y a une tumeur proéminente, les douleurs causées par les approches conjugales en révèlent la présence. C'est surtout lorsque les végétations hémorrhoïdales ont atteint un volume considérable, qu'elles peuvent entraîner de la gêne, puis s'excorier, rendre la miction pénible et être accompagnées de tout le cortège de symptômes dont nous avons parlé : ténesme vésical et rectal, insomnie, rétention d'urine, douleur de voisinage, accidents généraux graves, convulsions etc. A ce moment commencent à pousser sur ces tumeurs excoriées, sans cesse irritées par l'urine, ce bourgeonnement, ces hypertrophies qui coïncident avec une si exquise sensibilité. Mais l'affection tend toujours à augmenter et arrivée à cette période, il est rare que les malades ne viennent pas consulter et ne consentent pas à se livrer à un examen complet dans l'espoir d'être délivrées.

Enfin la marche peut être modifiée par les circonstances les plus variées, par exemple par l'accouchement ; nous citerons à ce propos le fait de Wardrof (1) : C'était une dame qui, portant une tumeur de cette nature devint enceinte, elle eut des couches difficiles, et la tumeur fut tellment comprimée par le passage de l'enfant qu'elle s'escharifia.

CAUSES.

Les causes des hémorrhoïdes de l'urèthre chez la femme, se rapportent presque toutes, plus ou moins directement, à la compression des veines. Ainsi les bienséances sociales, qui par la distension de la vessie qu'elles occasionnent, entretiennent la compression du plexus du col et des vaisseaux qui s'y rendent ; de même l'antéflexion naturelle de l'utérus qui peut devenir pathologique, et être exagérée par un engorgement de l'organe ; l'état de gros-

(1) The Lancet, 1828, t. I, p. 784.

sesse qui produit cette coloration ardoisée de la vulve, si importante pour le diagnostic; la présence de myômes utérins et de toute tumeur de cet organe, tout cela paraît jouer un rôle important dans l'étiologie.

Quant à l'âge, on a accusé plus volontiers les femmes de 20 à 35 ans, mais nous trouvons aussi les végétations hémorrhoïdales de l'urèthre, assez fréquemment chez des enfants et chez des femmes ayant atteint la soixantaine.

Clarke aurait retrouvé cette affection chez les femmes rouges, de constitution forte, nous ne pouvons rien dire de cette cause.

Carru a accusé la malpropreté et les excitations continuelles des organes génitaux, soit solitaires, soit conjugales. La malpropreté nous paraît une cause douteuse; les excitations peuvent bien causer l'affection et surtout la faire marcher rapidement vers la période que Gerdy a appelée de méchanceté.

La syphilis, considérée par Velpeau comme la source la plus fréquente de ces tumeurs, ne peut entrer en ligne de compte parmi les causes : Tel est, du reste, l'avis de tous ceux qui ont écrit depuis sur ce sujet; si elle produit des excroissances, elles sont d'une nature toute différente. Schutzemberger parle de la blennorrhagie et cite plusieurs faits où cette cause semblait être en jeu; un cas entre autres, où la femme qui était une prostituée, avait été soignée très-peu de temps auparavant pour un écoulement spécifique dans son service; on avait examiné la région malade à plusieurs reprises, et l'on n'avait trouvé aucune tumeur. La guérison de cette affection eut lieu, et très-peu de peu de temps après il y eut une tumeur uréthrale. Ce ne sont peut-être que des coïncidences.

Enfin, il est une autre cause, sur laquelle on n'a pas

assez insisté à l'article étiologie, je veux parler de l'état
de laxité du système veineux, de la concomitance des
hémorrhoïdes anales et de végétations hémorrhoïdales de
l'urèthre. Quelques auteurs cependant ont mentionné ce
fait dans des observations : Que de fois, dit Lemoine, nous
avons trouvé la coïncidence des hémorrhoïdes de l'anus
et des polypes de l'urèthre ! Pour nous, nous avons beaucoup de tendance à croire que les végétations hémorhoï-
dales de l'urèthre doivent affecter plus spécialement les
personnes dont le tissu veineux est plus développé et plus
lâche, chez ceux qui ont des hémorrhoïdes anales. C'est
une observation à faire.

Après avoir étudié l'histoire de cette affection, voyons
un peu quelle est sa nature. Il nous semble que la plupart de ces tumeurs décrites sous le nom de polypes sont
des tumeurs hémorrhoïdales de l'urèthre. Telle est l'opinion de M. le professeur Richet, qui après avoir cité un
fait très-intéressant de ces tumeurs à sa clinique s'exprime
en ces termes : « Qu'a cette malade ? quel diagnostic devons-nous porter ? On a dit qu'elle avait des polypes de
l'urèthre ; c'est certainement la première idée qui vien-
drait à tout le monde. Et bien messieurs, telle n'est pas
l'affection dont souffre cette femme. Elle est atteinte d'une
maladie fort peu connue, et sur laquelle j'ai eu l'occasion
d'appeler votre attention plusieurs fois dans mes cliniques
de la Pitié il y a 6 ans. Cette femme a des *végétations hémorrhoïdales* à l'entrée du canal de l'urèthre. » Enfin
c'est aussi l'opinion très-probablement de Morgagni, et
certainement des principaux chirurgiens anglais, de

Clarke, de John Burns et de Hutchinson. Ce dernier, comme nous l'avons déja vu, ne décrit point de tumeurs papillaires, mais seulement des hémorrhoïdes uréthrales et cela dans Holmes, ouvrage qui représente les idées anglaises actuelles.

Nous allons essayer de le prouver d'abord en établissant la différence qui existe entre les polypes des autres régions et ceux de l'urèthre, ensuite en montrant que ce que l'on a décrit sous le nom d'hypertrophie papillaire n'est que le second degré des végétations hémorrhoïdales, et enfin en faisant voir l'analogie qui existe entre ces tumeurs et les hémorrhoïdes anales.

Qu'entend-on généralement par polype muqueux? Si nous considérons ceux qu'on rencontre dans le vagin, l'utérus, le conduit auditif externe, les fosses nasales, on voit qu'ils sont caractérisés par la présence d'un pédicule, par leur aspect extérieur, et surtout par leur structure intime.

Ils sont en effet lisses, unilobulés. Or les choses se passent-elles ainsi sur la muqueuse de l'urèthre? Certainement non, on ne retrouve ni l'hypertrophie des follicules ni leur pédiculisation, du moins dans les tumeurs analogues à celles dont nous nous occupons.

Au lieu d'être pédiculées, les végétations hémorrhoïdales de l'urèthre sont adhérentes à la muqueuse par une large base; ce sont des franges occupant tout le pourtour du méat, franges qui ne sont autre chose que l'exagération du bourrelet muqueux qu'on trouve au même niveau à l'état ordinaire chez presque toutes les femmes. Au lieu d'être arrondies, unies, lisses, elles sont aplaties, bosselées, avec des sillons à leur surface.

Leur structure intime, comme le dit M. le professeur

Richet dans sa leçon clinique de 1872, est différente de celle des polypes muqueux. « J'ai, dit-il, enlevé souvent de ces prétendus polypes du canal de l'urèthre, j'en ai fait faire l'examen anatomique, et jamais, à ma grande surprise, leur étude ne m'a donné la structure habituelle des polypes.

« Dans le rectum on observe fréquemment et surtout chez les enfants, à la suite de diarrhée, de dysentérie, des polypes, quelquefois en nombre considérable et qui sont formés par une hypertrophie des follicules muqueux. Ces follicules augmentent de volume, puis à la longue se pédiculisent et font hernie dans le rectum.

« Ici pour le polype de l'urèthre, je m'attendais à trouver la même chose, des polypes muqueux ; et tout au contraire j'ai vu que j'avais des végétations vasculaires ressemblant aux tumeurs hémorrhoïdales que l'on trouve à la région anale. Je ne veux pas dire pour cela que les polypes muqueux de l'urèthre n'existent pas, il doit y en avoir, quoique je n'en connaisse point de cas authentique ; mais ils doivent être beaucoup plus rares que l'on a cru, et ils ont été et sont confondus avec l'affection dont je parle. »

M. le professeur Richet croit encore que ce qui a été décrit sous le nom d'hypertrophie papillaire se rapproche beaucoup de la vérité et n'est que le second état des végétations hémorrhoïdales de l'urèthre, qui une fois formées sont accompagnées d'hypertrophie, absolument comme les hémorrhoïdes de l'anus. Il cite un cas où des hémorrhoïdes anales avaient pris un aspect bourgeonnant qui faisait croire à un cancroïde ; ces hémorrhoïdes étaient devenues fluentes, puis suppurèrent, et cet écoulement blanc épuisait le malade. Malgré le diagnostic porté par d'autres praticiens, M. le professeur Richet persista dans son opinion d'hémorrhoïde et put en donner la preuve convaincante.

Il détruisit cette tumeur par le procédé opératoire, qui lui est personnel et qu'il préconise déjà depuis longtemps.

La pince-cautère écrasante, inventée par lui, fut rougie à blanc et servit à réduire en lames minces comme des feuilles de papier deux ou trois portions de bourrelets hémorrhoïdaux qui, préalablement saisis avec des pinces à griffes, attirés au dehors et isolés avec des linges mouillés, furent tenus à la portée du chirurgien par deux ou trois fils d'argent, avec lesquels on les avait traversés. On n'oublia pas surtout cette particularité qui est du plus haut intérêt pratique, et sur laquelle insiste tant M. le professeur Richet, puisque c'est la base de son procédé opératoire, de laisser entre les bourrelets qui devaient être sacrifiés des lambeaux de muqueuse assez larges, pris sur la muqueuse saine et sur la muqueuse même des bourrelets hémorrhoïdaux, pour permettre plus tard au rectum de pouvoir acquérir une distension convenable et de n'être jamais atteint de rétrécissement, par le fait d'une cicatrice circulaire du pourtour de l'anus.

Le résultat d'une semblable opération devait indiquer précisément la nature de l'affection. En effet, si c'était un cancroïde dans lequel on aurait ainsi taillé des lambeaux avec la pince-cautère écrasante, tout en laissant subsister une bonne partie de la tumeur, au lieu d'une guérison on devait avoir un énorme champignon ; mais il n'en fut pas ainsi : les lambeaux se flétrirent peu à peu, l'écoulement cessa et la guérison fut complète.

On acquit ainsi la certitude que l'on avait réellement une tumeur hémorrhoïdale, autour de laquelle s'étaient hypertrophiés les tissus voisins et que la suppuration s'étant peu à peu emparée de la tumeur, le flux blanc avait succédé au flux rouge, mais que cette tumeur n'avait aucune malignité.

Voilà l'image des hémorrhoïdes de l'urèthre : une fois formées, leurs membranes et les tissus circonvoisins s'hypertrophient à tel point que bientôt, c'est l'élément hypertrophié qui semble à lui seul constituer la tumeur. Mais il ne faut pas oublier que l'on a eu au commencement de véritables végétations hémorrhoïdales.

Cette manière d'envisager la question peut expliquer, comment un des symptômes qui paraissait caractéristique des tumeurs hypertrophiques, la douleur cuisante, insupportable qui est moins marquée dans la première période des végétations hémorrhoïdales, existe dans la seconde période de cette affection qu'on a décrite sous le nom de tumeurs hypertrophiques, la période de méchanceté de cette affection comme l'appelle Gerdy (1).

D'ailleurs la description et surtout l'examen anatomique de la pièce de M. Verneuil, qui a décrit ces tumeurs hypertrophiques (2), ne s'écartent pas tant que cela de la description des végétations hémorrhoïdales. Voici quelques passages de cette description :

« La tumeur *pâlit* notablement après la section du pédicule qui est très-*vasculaire,* elle s'*affaisse,* diminue de volume...

« Elle est facilement reconnue de nature papillaire.

« Le corps de la papille est parcouru par un très-grand

(1) Thèse de concours, 1833.
(2) Société de biologie, 1855, p. 123.

nombre de *vaisseaux* capillaires dont les anses remplies de sang sont la cause de la coloration *très-intense* du tissu. Les capillaires entrecroisés en divers sens sont *larges*, à parois *minces* et çà et là *dilatés*. Ils atteignent le voisinage de la surface, c'est-à-dire qu'ils ne sont séparés du revêtement épithélial que par une mince épaisseur du tissu de la papille. Ce tissu lui-même, difficile à observer à cause des *vaisseaux*, présente une apparence fibroïde très-intense, etc. »

On ne peut s'empêcher de remarquer avec quelle insistance M. Verneuil s'appesantit sur le nombre et le volume des vaisseaux, sur l'affaissement de la tumeur et son changement de coloration après l'ablation ; nous avons souligné à dessein tous ces passages. Malheureusement la nature de ces vaisseaux n'est pas indiquée.

Enfin, l'auteur lui-même reconnaît, après avoir émis son opinion, que cette affection n'est pas connue. Ce sont, dit-il, des hypertrophies papillaires, et dans la variété de celles, si remarquables par le grand développement des vaisseaux et dont il faudra prochainement écrire l'histoire (1).

En un mot, qu'il y ait une hypertrophie, ce n'est pas douteux; mais cette hypertrophie n'est que secondaire. La lésion primitive, la véritable lésion est constituée par des végétations hémorrhoïdales qui ont la plus grande analogie avec les hémorrhoïdes de l'anus.

Pour résumer en quelques mots la ressemblance qui existe entre les végétations hémorrhoïdales de l'urèthre chez la femme et les hémorrhoïdes anales, nous dirons que les unes et les autres peuvent être produites et en-

____

(1) Loc. cit.

tretenues par toutes les causes qui entraînent la compression des veines de la région, puis par la station debout, la marche, la fatigue et la grossesse ; que les unes
et les autres s'implantent le plus souvent sur la muqueuse
par une large base, en formant des franges qui occupent
le pourtour des deux orifices ; qu'elles ne diffèrent que
par leur volume et que si elles se pédiculisent ce n'est
qu'à la longue et incomplètement ; qu'elles produisent
également à l'endroit où elles siègent une sensation de
gêne, de pesanteur accompagnée de tension qui, ainsi
que la couleur, sont modifiées diversement par le repos
horizontal et la fatigue ; qu'elles peuvent causer d'abord
de la perte de sang, puis plus tard s'ulcérer, produire
un écoulement blanc et enfin changer complètement
d'aspect ; qu'une fois ulcérées elles entraînent le plus
souvent une contracture douloureuse du sphincter de
l'orifice et sympathiquement du sphincter voisin ;
qu'enfin les unes et les autres, si elles ne sont pas traitées, tendent toujours à s'accroître et entraînent des
symptômes généraux graves.

On va peut-être nous objecter que nous ne pouvons
pas établir suffisamment la nature variqueuse de nos végétations hémorrhoïdales. A cela nous répondrons qu'il
nous manque, en effet, des éléments importants ; mais,
malheureusement, nous n'avons pu avoir à notre disposition un cadavre de femme portant une tumeur de cette
nature non opérée, ce qui nous aurait permis, au moyen
d'injections dans les veines, d'arriver à établir définitivement la vérité. Nous n'avons même pas pu avoir, pour
l'examiner au microscope, un lambeau d'une de ces tumeurs. Nous sommes donc obligé de nous en tenir à des
analogies, à des interprétations de faits cliniques. Enfin

nous avons fait nos efforts pour appuyer le mieux possible cette opinion qui n'avait jamais été émise en France avant M. le professur Richet, mais qui est depuis longtemps admise en Angleterre. Nous laissons maintenant à l'avenir le soin de prononcer après des examens plus approfondis.

Nous avons fait remarquer, plus haut, les différences qui existent entre les végétations hémorrhoïdales de l'urèthre et les polypes muqueux de cette région ; il reste à diagnostiquer cette affection des autres avec lesquelles on pourrait la confondre.

Il est un symptôme qui pourrait laisser un instant le médecin dans l'erreur, c'est la difficulté des rapports conjugaux, surtout, lorsque la tumeur existant déjà avant le mariage, n'a pas encore révélé sa présence, et cause une telle douleur au moment des premières approches, que la difficulté naturelle entraînée par la virginité venant s'y ajouter, les femmes ne peuvent supporter aucune tentative de leur mari, comme cela est arrivé dans notre première observation. Alors, avant l'examen direct, il peut venir à l'idée trois affections qu'on rencontre le plus fréquemment dans de semblables circonstances: la vaginite ou la métrite spéciales aux jeunes femmes mariées, que Ricord attribue au traumatisme produit par le membre viril, et que dans son langage figuré, il désigne sous le nom de « vaginite, métrite balistiques» ou bien le vaginisme caractérisé par une hyperesthésie vulvaire et une contraction douloureuse du muscle constricteur du vagin, empêchant les rapprochements sexuels.

Pour la vaginite, on est tout de suite mis sur la voie par la présence d'un écoulement vaginal abondant que la malade accuse et qui tacheson linge ; puis les époux ont eu des rapports conjugaux complets et fréquents, tandis que dans les végétations hémorrhoïdales de l'urèthre, l'écoulement n'existe pas ; s'il existe il est fréquemment muqueux et toujours peu prononcé, de plus la plupart du temps le mariage n'a pas été entièrement consommé ; enfin le toucher et l'examen viennent éclairer le diagnostic. C'est encore l'emploi de ces deux moyens qui fera distinguer le vaginisme de la métrite. Dans la première affection, le contact du doigt ne sera supporté nulle part à l'entrée du vagin, et les douleurs seront telles à son approche, que la malade n'en pourra pas supporter l'introduction dans ce canal; dans le cas de végétations hémorrhoïdales, c'est seulement en appuyant sur la partie antérieure et supérieure du vagin, au niveau de l'urèthre, que l'on causera des douleurs; et si l'on suit le précepte de conduire le doigt de la région postérieure à la région antérieure du périnée, si on déprime la fourchette et la paroi postérieure du vagin, on entrera assez facilement et même on ira toucher jusqu'au col et constater son état.

Ainsi le toucher suffira presque toujours pour se former une opinion vraie : si douleur partout à l'orifice de la vulve et impossibilité d'introduire le doigt, vaginisme; si douleur seulement à la paroi supérieure et antérieure du vagin, tumeur de l'urèthre ; si aucun de ces symptômes, probablement métrite, en ce cas l'examen au spéculum donnera la certitude.

Cependant avant d'en venir à ce moyen, il faut voir la région, écarter les lèvres du vagin, puis celles du méat et si la tumeur n'apparaît pas, la chercher avec un stylet ou un spéculum auris, des pinces à pansement ou le dilatateur préputial de Thibault.

On pourrait soupçonner la pierre. Dans notre observation VIII, les douleurs de toutes sortes éprouvées par la malade et les urines sanguinolentes auraient fait penser à cela ; mais encore ici le doute ne serait que d'un instant. D'abord l'écoulement de sang ne sera jamais le même ; les malades ne pissent pas de sang pur dans les végétations hémorrhoïdales de l'urèthre, c'est seulement une légère teinte rosée de l'urine qui se montre et plus souvent quelques gouttes de sang qui suivent l'émission de l'urine ou colorent en rouge la chemise de la malade ; puis l'urine elle-même n'est point purulente dans cette dernière affection comme dans les cas de calcul ; enfin l'examen à l'œil pourra faire rencontrer la tumeur, et le cathétérisme établira l'absence de la pierre.

Les erreurs de diagnostic les plus fréquentes et de plus longue durée, et il faut le dire, elles ne sont pas rares, et ont duré quelquefois pendant dix et quinze ans, sont celles où, sans faire un examen sérieux, on a accusé toutes les affections de la matrice ou de la vessie. Je n'énumèrerai pas tous ces faits et n'essaierai pas d'établir le diagnostic différentiel de tous ces cas, me contentant de faire remarquer que le médecin qui connaîtra cette affection ne restera jamais dans l'erreur s'il use de tous les moyens d'investigation qui sont à son service.

Lorsqu'après s'être enquis des symptômes qu'éprouve sa malade, il aura touché avec soin, non-seulement le méat, mais la paroi supérieure du vagin ; qu'il aura apprécié les dimensions du canal dans toute sa longueur ; qu'il se sera assuré que le col est sain ; qu'ensuite il aura examiné la région à l'œil, en suivant les moyens généralement employés pour explorer cette région chez la femme ; lorsqu'il aura sondé sa malade et exploré l'intérieur du canal, d'abord avec un stylet, puis avec un des instruments dont nous avons parlé tout à l'heure, ou même le doigt auriculaire, jamais il ne pourra se tromper.

Nous allons terminer ce chapitre en citant deux cas de tumeur de cette région, qui nous semblent plus intéressants comme fait curieux, que comme difficulté de diagnostic.

OBSERVATION IV (1). — Fait de M. le baron Percy communiqué à Chopart.

Obs. IV. — Une abbesse de 52 ans, d'un embonpoint excessif et sujette à une toux habituelle, eut des douleurs dans la région du pubis et de la difficulté d'uriner; elle fut sondée par un chirurgien et apprit à se sonder elle-même. Elle eut fréquemment depuis des rétentions d'urine ; souvent il lui suffisait de se coucher sur le dos, les cuisses un peu fléchies, pour uriner avec facilité ; alors elle s'apercevait d'un mouvement particulier dans la région de la vessie, après lequel elle était sûre de voir ses urines s'écouler. Si ce mouvement n'avait pas lieu, elle recourait à la sonde et faisait rentrer une petite tumeur de la grosseur d'une noisette. Tant que cette tumeur ne rentrait pas, les douleurs étaient très-aiguës, mais dès qu'elle était rentrée, la vessie se vidait et le calme renaissait. Souvent la rentrée subite de la tumeur rendait l'usage de la sonde inutile, d'autres fois, la sonde achevait de pousser la vessie en dedans. Percy vit un jour cette malade, au moment où la tumeur, sortie depuis douze heures, empêchait depuis ce temps l'urine de sortir. La tumeur paraissait en dehors comme une masse de chair du volume d'un œuf de pigeon, elle était rouge, inégalement boursouflée, sillonnée en travers, assez résistante, et médiocrement sensible. On pouvait juger à sa fermeté, à ses rugosités transversales, à son élasticité, que c'était une poche formée par une portion de la vessie ; cette poche rentrait ou d'elle-même ou lorsqu'elle était repoussée par le doigt ou par la sonde. M. Percy apprit de la malade que toutes les fois qu'elle avait le conrage de souffrir pendant vingt ou vingt-quatre heures les effets de la rétention d'urine, la rentrée de cette tumeur se préparait peu à peu, puis s'achevait tout à coup et avec bruit, et qu'ensuite les urines

(1) Boyer (Traité des maladies chirurgicales), t. II, p. 85.

s'écoulaient plus ou moins involontairement et avec plus ou moins d'abondance.

M. Percy conseilla à la malade de tenir dans la vessie une sonde de gomme élastique, longue de 3 pouces et de 5 lignes de diamètre, et suffisamment assujettie au-dehors. L'abbesse suivit ce conseil et ne vit sortir sa vessie qu'une fois depuis, un jour que, en se mettant à genoux, la sonde s'était échappée.

OBSERVATION V (1). — Renversement de la membrane interne de l'urèthre.

Une jeune fille de 11 ans était sujette depuis sa cinquième année à de fréquentes envies d'uriner. Sernin, chirurgien en chef à l'Hôtel-Dieu de Narbonne, ayant examiné la vulve, y trouva un corps rouge, charnu en apparence, percé à son extrémité et saillant de 4 pouces hors des grandes lèvres. Ce corps naissait immédiatement du méat urinaire et paraissait être un prolongement de la membrane interne de l'urèthre. Pour mieux s'en assurer, Sernin engagea la malade à uriner en sa présence; à l'instant même cette tumeur se gonfla comme si on l'eût soufflée, l'urine sortit en même temps par un petit jet qui continua quelques secondes, après que le besoin eut cessé, jusqu'à ce que l'urine contenue dans ce prolongement eut été évacuée. La malade pouvait, en relâchant le col de la vessie, laisser passer l'urine dans cette poche, elle pouvait aussi l'empêcher d'y pénétrer. D'après cette circonstance on jugea qu'on pouvait sans inconvénient exciser cette portion flottante de l'urèthre. La guérison fut prompte et facile.

PRONOSTIC.

Le pronostic n'est pas sans gravité. Ce n'est pas que, traitées à temps, et convenablement, les végétations hémorrhoïdales de l'urèthre ne puissent guérir facilement, mais si on les néglige, ou si le médecin les méconnaît, elles peuvent entraîner des accidents très-graves, rendre la vie insupportable, et pourraient peut-être entraîner la mort par extension des symptômes généraux, ou par rétention d'urine. Cependant nous ne croyons pas que cela soit

(1) Boyer (Maladies chirurgicales, t. I et p. 81).

jamais arrivé, d'abord parce qu'aucun auteur ne parle de semblable accident, ensuite parce qu'il pourrait se faire, comme le dit Hippocrate et après lui Morgagni, que la tumeur suppure et que les urines reprennent leurs cours.

Quoi qu'il en soit, le plus souvent l'ennui de se faire examiner a retenu les malades assez longtemps , généralement deux ou trois ans, d'autres fois dix et quinze ; et ces malheureuses ont été tout ce temps, en proie à une affection qui les a inquiétées, les a fait souffrir et a rendu difficiles ou impossibles des fonctions importantes.

TRAITEMENT.

Les moyens employés pour traiter les végétations hémorrhoïdales de l'urèthre chez la femme, sont très-variés ; quelquefois ce sont des moyens palliatifs simplement destinés à soulager les malades , mais le plus souvent on a eu recours aux moyens curatifs. Nous allons examiner successivement ces divers modes de traitement.

1° Eau chaude. — L'eau chaude est indiquée par Clarke ; son emploi, dit-il, soulage momentanément, mais augmente ensuite les douleurs, puisqu'elle produit un plus grand relâchement des vaisseaux sanguins. Ce moyen nous semble donc devoir être repoussé.

2° Bougie à demeure. — Sir James, cité par Clarke a employé une grosse bougie à demeure dans l'urèthre, pendant quelque temps et en a obtenu du soulagement. Mais ce n'est pas cela qu'il faut chercher, nous devons tâcher d'obtenir la guérison, et ce moyen ne suffirait pas, ou serait trop long.

3° Poudre de Clarke. — Cet auteur conseille encore d'employer chez les gens pusillanimes une poudre composée de parties égales de poudre de sabine et de sulfate de cuivre, il dit avoir obtenu des guérisons par ce moyen.

4° Poudre de Carru. — C'est un moyen analogue qu'il conseille et dont on a, dit-il, fait trop bon marché ; c'est la méthode de dessèchement, qui consiste dans l'emploi d'une poudre composée en parties égales de poudre de sabine et de sulfate d'alumine. Par ce moyen on obtient la flétrissure de la tumeur et sa chute définitive. Il l'a mis cinq fois en pratique : trois fois la guérison a été prompte et complète ; la quatrième fois, il y avait deux polypes, un interne et l'autre à l'orifice du méat. Ce dernier fut aussitôt tombé que les trois précédents, mais pour l'interne; il fallut l'exciser, puis, par l'usage de bougies cathérétiques, fabriquées avec de la cire dans laquelle on avait incorporé une grande quantité de la poudre susnommée on obtint la chute complète du pédicule. La cinquième était aussi intra-uréthrale, elle céda à ce dernier moyen.

Si la tumeur siége dans l'intérieur du canal, je crois que ce moyen ne vaut rien, étant plus long, d'un emploi plus difficile et moins sûr que ceux dont nous parlerons plus tard ; mais on pourrait le tenter à titre d'essai dans les tumeurs simplement externes, chez les malades qui éprouvent de la répugnance pour l'ablation.

5° Ponction du vaisseau suivie de lotions froides d'eau blanche. — Ce moyen, conseillé par Clarke, me paraît rationnel et mériterait d'être essayé. On ponctionne, avec une lancette, la tumeur qui se vide immédiatement et diminue de volume; après cela on entretient sur la tumeur des compresses imbibées d'eau blanche froide et on les renouvelle dès qu'elles se réchauffent. Ceci a l'avantage de soulager immédiatement la malade et de lui éviter la frayeur d'une opération. Il paraît qu'on a ainsi obtenu la flétrissure de la tumeur.

Burns conseille à peu près la même chose : Les vaisseaux, dit-il, devront être sacrifiés, la partie lavée avec une lotion astringente et l'on établira une légère compression avec une bougie épaisse. Ceci ne nous paraît pas offrir les mêmes avantages ; ce que l'auteur appelle le sacrifice des vaisseaux m'a l'air d'une véritable opération, et l'usage d'une bougie est une complication dont on pourra se dispenser le plus souvent.

6° Inflammation de la tumeur. — D'après Clarke, ce moyen serait passé en une véritable méthode. La tumeur peut s'enflammer et tomber. C'est ce qui arriva dans le cas cité par Wardrop (1). Une dame qui portait une tumeur du méat urinaire devint enceinte ; elle eut des couches difficiles et la tumeur fut tellement comprimée par le passage de la tête de l'enfant, qu'elle s'escharifia. Cette méthode n'offre pas un grand intérêt pratique, mais elle est pleine de charmes au point de vue de l'histoire de la médecine, parce qu'elle est la reproduction thérapeutique de ce qu'Hippocrate (2) considérait comme une heureuse terminaison de la maladie, il dit en effet au 82me aphorisme de la section IV, ὁκόσοῖσιν ἐν τῇ οὐρήθρῃ φύματα φύεται, τουτέοισι, διαπυήσαντος καὶ ἐκραγεντος, λυσις.

« Chez celui à qui il vient des tumeurs dans l'urèthre, la tumeur suppurant et s'ouvrant, il y a solution. »

Tous les moyens que nous venons de passer en revue ne devront être essayés que si la malade ne veut pas se soumettre à une opération radicale ; en ce cas ce que nous préférerions essayer serait la ponction suivie de com-

(1) The lancet, 1828, t. Ier, p. 784, t. XIII, de la collection.
(2) Loc. cit.

presses d'eau blanche. Mais le vrai traitement des tumeurs hémorrhoïdales de l'urèthre, c'est l'ablation. Si l'on se rappelle en effet que ces tumeurs n'ont pas de tendance à guérir d'elles-mêmes et qu'elles vont toujours en augmentant, on n'hésitera pas à employer un moyen radical.

7o *La cautérisation*. — La cautérisation est une méthode que l'on a rarement employée seule ; cependant on cite quelques cas guéris par le nitrate d'argent employé par presque tous les auteurs ; d'autres ont employé l'acide nitrique. Parmi nos observations nous pouvons citer celle de M. Azam où la malade, après des souffrance très-grandes et un ténesme des plus pénibles, vit sa tumeur céder à une forte cautérisation faite pour la seconde fois.

OBSERVATION VI (communiquée par M. Azam de Bordeaux). — Nous sommes heureux de remercier ici M. le professeur Azam de ses bonnes leçons cliniques et de la bonté qu'il a eue de nous communiquer cette observation prise dans sa pratique civile.

Tumeur fongueuse de l'orifice de l'urèthre.

Mme X..., âgée de 68 ans, d'une bonne constitution et n'ayant jamais eu de maladie des organes génito-urinaires me fait appeler en novembre 1872.

Elle éprouve depuis quinze jours des douleurs dans la région vésicale et un ténesme uréthral que la préoccupent et sont quelquefois intolérables.

Après deux examens successifs, impossible d'établir un diagnostic.

A un troisième examen, en déplissant l'urèthre, j'aperçois une petite ulcération semblable à une fissure, s'étendant dans l'intérieur du canal. Je la cautérise au nitrate d'argent.

Le lendemain, après des souffrances très-grandes et un ténesme des plus pénibles, une petite tumeur de la dimension d'un petit pois fait saillie hors du canal ; elle est rouge et framboisée, sur un de ses côtés est la petite ulcération cautérisée.

J'avais pensé à une fissure de l'urèthre amenant une contracture de l'orifice ; je me rattache à l'idée *d'une tumeur fongueuse de l'urèthre.*

Après deux jours de bains et de moyens variés, et avant de faire l'extirpation que la malade très-pusillanime redoute beaucoup, je cautérise fortement la tumeur avec le nitrate d'argent.

Vives douleurs, ténesme violent pendant deux ou trois jours. Après ce temps les accidents diminuent et disparaissent; la tumeur a diminué. Après le dixième jour elle a disparu et la malade est complètement guérie.

La guérison depuis plus d'un an s'est maintenue. J'ai revu souvent depuis Mme X..., qui est ma cliente; elle n'a plus souffert dans cette région.

Ce résultat est un des plus beaux qu'on ait obtenus par l'emploi de ce moyen et il a exigé treize jours de traitement, deux cautérisations très-douloureuses et six jours de grandes souffrances. Mais la malade a été enfin débarrassée de sa tumeur pour obtenir une guérison complète.

Le plus souvent il n'en est pas ainsi; dans notre observation première, sept ou huit cautérisations successives qui ont entraîné les mêmes symptômes douloureux que chez M. Azam n'ont été suivies d'aucun succès, la malade a dû se soumettre à l'excision de la tumeur. Ainsi devons-nous dire que ces moyens manquent le plus souvent leur effet et que, s'ils réussissent, ils nécessitent plusieurs séances, qui toutes sont au moins aussi douloureuses qu'une opération radicale; de plus ils ne sont guère applicables aux tumeurs profondes de l'urèthre. J'adresserai encore ce dernier reproche au cautère actuel et au cautère galvanique que préconise Hutchinson; mais si la tumeur est externe, ces deux moyens peuvent être bons en détruisant d'un seul coup la tumeur et arrêtant l'hémorrhagie qui, il faut bien le dire, n'est presque jamais inquiétante.

Je ne cite que pour mémoire les autres caustiques tels que l'acide chromique, le sulfate de cuivre, le carbonate d'ammoniaque, le nitrate acide de mercure t l'hydriodate de potasse. Tous ces caustiques et les autres dont j'ai parlé sont surtout employés comme adjuvants dans la ligature et principalement dans l'excision.

8° *La ligature.* — La ligature a été employée de deux manières : elle a été faite brusquement, avec un fil d'or, ou lentement avec un lacs épais. La première méthode a été employée par Da Carmin, et n'a pas été très-heureuse entre ses mains. Sur 3 cas, la première opération qui avait été suivie de cautérisation au nitrate d'argent a eu pour conséquence une récidive ; une seconde ligature avec cautérisation au fer rouge a entraîné une guérison complète. Dans le second cas, la malade n'ayant pas voulu permettre la cautérisation au fer rouge n'a obtenu qu'un soulagement, et il y a eu récidive ; et dans le troisième : ligature, cautérisation au fer rouge, guérison.

La ligature faite lentement avec un lacs épais a été employée entre autres par Clarke, dans le but d'éteindre la vitalité de la tumeur dans les vingt-quatre heures pour que celle-ci puisse ensuite se sphacéler. Ce procédé a été suivi d'un prompt succès, il entre probablement pour une large part dans ce que Clarke décore du nom d'inflammation de la tumeur. La ligature faite lentement, paraît devoir être négligée parce qu'elle est beaucoup plus longue et plus douloureuse que l'excision, si elle est extemporanée elle est exposée à saigner et exige la cautérisation ; de plus dans un cas comme dans l'autre, elle n'est applicable qu'aux tumeurs pédiculées. La torsion et le broiement du pédicule ont les mêmes avantages et peut-être plus d'inconvénien. La ligature circulaire, faite par le procédé de Rigal de Gaillac, ou toute autre opération qui doit enlever un lambeau circulaire, semble un mauvais moyen, dit M. le professeur Richet, qui doit entraîner un rétrécissement de l'orifice. Et à ce propos, toujours en continuant d'établir l'analogie qui existe entre les végétations hémorrhoïdales de l'urèthre chez la femme et les hémorrhoïdes de l'anus, il citait à sa clinique un cas où un chirurgien de Paris enleva par une opération circulaire un bourrelet hémorrhoïdal chez un homme de qualité. Il en résulta un rétrécissement tellement considérable et si tenace, que tous les moyens employés pour le vaincre ne purent y réussir et que cette infirmité devint pire que le mal. Je dois dire cependant que toutes les malades qui ont été opérées par ce moyen ont bien guéri ; mais par une coïncidence regrettable, les chirurgiens les ont toujours perdues de vue après l'opération. Il est à craindre en effet qu'il y ait eu des rétrécissements consécutifs du méat comme pour le rectum, disons toutefois qu'il serait toujours plus facile d'y remédier qu'à ces derniers. Nous citons ici à propos de ce procédé, l'observation très-intéressante de M. Dudon, chirurgien des hôpitaux de Bordeaux, et nous le remercions sincèrement de sa bonté habituelle pour nous.

OBSERVATION VII (communiquée par M. Dudon, de Bordeaux). — Fongosites érectiles du méat urinaire chez une petite fille. Ligature. Guérison.

Marie X..., de Bruges, près Bordeaux, fillette âgée de 6 ans, est bien constituée et bien conformée. Elle m'est présentée au mois de juin 1868 par sa mère qui est préoccupée par une petite tumeur rouge, située aux parties génitales. Depuis un temps que la mère et l'enfant précisent mal, mais qui est déjà long, il y a une sensation de cuisson en urinant, c'est ce qui a attiré l'attention du côté de ces organes.

Après avoir fait coucher l'enfant à travers d'un lit et écarter les cuisses, je constate au niveau du méat urinaire une tumeur de la grosseur d'une framboise, d'aspect tomenteux, fortement colorée en rouge, comme les tumeurs érectiles artérielles, mollasse, réductible et insensible à la pression. Cette tumeur circulaire présente à son centre une dépression, un ombilic par lequel j'introduis facilement une sonde qui fournit de l'urine. Cette tumeur siége donc positivement au méat urinaire et ne paraît pas profonde.

Toutes les autres parties des organes génitaux sont régulièrement conformées et il n'existe sur le corps aucune autre trace d'angiôme.

L'âge de l'enfant et les caractères de la tumeur me font porter le diagnostic de *fongosites érectiles* du méat urinaire, et quoique la lésion soit bénigne, je crois qu'il est bon d'en débarrasser l'enfant. Cette tumeur me paraît de même nature que celles observées par M. Azam et M. Dénucé (1) et justiciable du même moyen thérapeutique.

L'enfant a été vaccinée, du reste le siége de la tumeur constamment baignée par l'urine me semblerait contre-indiquer l'emploi de la vaccine. Sachant que la ligature a donné de bons résultats dans des cas semblables, je me décide à l'employer comme le meilleur et le plus rapide des moyens mis à ma disposition.

J'avais deux indications à remplir : 1º étreindre la tumeur ; 2º laisser néanmoins à l'urine un libre écoulement ; j'employai la ligature de Rigal de Gaillac, en lui faisant subir une modification nécessitée par la forme circulaire de la tumeur, comme M. Denucé l'avait fait avant moi.

Prenant une aiguille courbe, courte et chargée de deux fils, je l'introduisis de bas en haut, en arrière de la tumeur, en pénétrant par l'urèthre ; prenant une autre aiguille dans les mêmes conditions, je la passai de haut en bas, en arrière de la tumeur et la fis sortir sur la paroi antérieure du vagin. J'avais donc ainsi deux fils accouplés traversant la paroi antérieure du canal, deux fils accouplés traversant la paroi postérieure du même canal. Prenant alors l'extrémité inférieure d'un fil antérieur et l'extrémité supérieure d'un fil postérieur à droite, j'en chargeai une aiguille qui leur fit traverser la paroi latérale droite du méat, j'en fis autant du côté gauche.

Le bourrelet destiné à tomber était donc divisé en quatre segments, embrassés chacun par une anse de fil. Les quatre anses furent convenablement serrées ; puis une sonde fut introduite dans le canal, et pour l'y assujettir et parfaire la striction de la tumeur, les chefs des fils furent repris deux à deux et serrés de nouveau comme dans le second temps de la suture de Rigal de Gaillac.

L'opération fut facile et causa peu de douleurs ; l'enfant fut tenue au lit, la sonde fermée par un bouchon qui devait être enlevé toutes les trois heures.

La réaction fut bien peu prononcée. Les jours qui suivirent se pas-

(1) Journal de médecine de Bordeaux 1857.

sèrent sans présenter aucun phénomène particulier. La sonde donna un écoulement facile à l'urine, et le septième jour, en tirant légèrement sur elle, je l'entraînai avec le bourrelet mortifié et les liens constricteurs. L'enfant nous quitta bien guérie; je ne l'ai pas revue depuis.

Nous citons textuellement les réflexions de l'auteur :

Le titre de cette observation ne me paraît pas discutable. C'était bien à des fongosites érectiles que j'avais affaire et non à un simple prolapsus de la muqueuse uréthrale. La couleur rouge framboisé, l'aspect grenu, tomenteux, la consistance mollasse, la réductibilité de la tumeur, sont des éléments de diagnostic qui plaident hautement en faveur d'un développement anormal des vaisseaux de l'orifice du méat. Il y avait là comme un bourrelet variqueux, hémorrhoïdal de la tumeur de l'urèthre.

Au point de vue thérapeutique, le fait est intéressant puisque le mal a été complètement détruit et le moyen que j'ai mis en usage est une heureuse application de ligature à anse multiple et à double chainette. Cette ingénieuse modification a été employée pour la première fois par M. Denucé, je crois.

9° *Excision.* — La méthode la plus généralement employée et que presque tous les chirurgiens préconisent est l'excision suivie de cautérisation avec le nitrate d'argent ou un autre caustique.

Cette opération a l'avantage d'être très-promptement faite et peu douloureuse ; le seul inconvénient qu'elle présente est la possibilité de l'hémorrhagie. Presque toujours en effet il y a une hémorrhagie assez abondante, mais jamais inquiétante. Le seul fait qui soit à noter est celui de Lisfranc où le sang s'était accumulé dans la vessie et avait entraîné tous les accidents généraux graves d'une hémorrhagie interne.

Le chirurgien appelé à temps constata l'accident au moyen de la sonde, vida la vessie de ses caillots et arrêta l'hémorrhagie par la compression. Le plus souvent la simple cautérisation suffit pour arrêter l'hémorrhagie ; si cependant elle persiste on est sûr d'en venir à bout par la compression employée indifféremment par un des moyens suivants :

1° Usage d'une grosse sonde ou bougie remplissant exactement l'urèthre ; c'est le moyen le moins bon.

2° Compression de l'urèthre sur le pubis avec les doigts, cela réussit toujours.

3° Tamponnement de l'orifice du vagin ; il agit comme le doigt en comprimant l'urèthre contre le pubis.

Il n'y a donc en réalité qu'à se tenir en garde contre une hémorrhagie vésicale.

10° *Méthode de M. le professeur Richet.* — La dernière et la meilleure méthode est celle de M. le professeur Richet ; voici en quoi elle consiste et sur quelles idées théoriques elle est fondée :

La malade est placée comme pour l'examen des organes génitaux par le spéculum, les deux cuisses fortement fléchies sur l'abdomen, les deux lèvres de la vulve écartées par un aide. Le chirurgien avec de longues pinces à griffes, analogues à celles dont on sert pour l'excision de la conjonctive, saisit la paroi inférieure de la membrane muqueuse de l'urèthre, jusqu'à près d'un demi-centimètre du méat urinaire ; puis, attirant en dehors cette membrane muqueuse elle-même, d'un coup de ciseaux, il retranche le pli muqueux à sa base avec toutes les portions du bourrelet hémorrhoïdal qui s'échappe par le méat urinaire. Pareille incision est faite sur la paroi supérieure, en ayant soin de laisser entre les deux incisions deux lambeaux de muqueuse assez larges et occupant toute la longueur du canal, puis le dilatateur préputial de Thibault pour le phimosis est introduit jusqu'au niveau du rétrécissement et la divulsion est pratiquée instantanément. Ensuite on s'assure en promenant le petit doigt dans le canal urinaire qu'il n'y a plus ni tumeur, ni rétrécissement, et pour arrêter l'écoulement du sang on pratique le tamponnement léger de la partie antérieure du vagin.

Par ce moyen M. Richet obtient deux choses :

1° la disparition de la tumeur et des symptômes qu'elle entretenait;

2° deux lignes longitudinales formées de tissu inodulaire qui produisent assez de rétraction pour que l'urèthre conserve une bonne dimension et pas assez pour qu'il se reproduise un rétrécissement consécutif, comme cela pourrait arriver en enlevant un lambeau de muqueuse circulaire.

Sur 8 cas dans lesquels M. Richet a employé ce moyen il a obtenu 8 fois les succès les plus heureux.

On nous demandera peut-être si la dilatation de l'urèthre n'a pas d'inconvénients, à cela nous répondrons que non.

D'abord nous avons les faits précédemment cités de M. Richet; ensuite nous pouvons offrir les mêmes résultats heureux obtenus dernièrement dans un but différent par M. Simonin, professeur de clinique externe à Nancy, et publiés cette année sous le titre suivant : *Innocuité et utilite de l'extrême et rapide dilatation de l'urèthre chez la femme pendant l'anesthésie obtenue à l'aide du chloroforme.* » M. Simonin frappé d'un insuccès de la taille hypogastrique chez une femme pour un calcul, songea à employer des moyens plus inoffensifs et s'arrêta à la dilatation de l'urèthre. Il fit des essais sur le cadavre, ensuite sur le vivant, et il a pu poser les règles suivantes : l'urèthre de la femme peut sans être déchiré et sans qu'il en résulte aucune paralysie des sphincters être dilaté avec un spéculum ani jusqu'à donner à l'instrument une circonférence de 70 millimètres ; il peut donc recevoir un corps de 23 à 24 millimètres de diamètre, tel que le doigt indicateur jusqu'à sa seconde phalange. Il cite ensuite les cas où cette dilatation peut rendre les plus grands services, et établit que sans chloroforme elle est presque rendue impossible par la douleur. Enfin il raconte 6 cas dans lesquels il a eu occasion de s'en servir et toujours très-heureusement.

D'ailleurs cette dilatation, qui est innocente, pourrait peut-être sans détriment pour le procédé opératoire être supprimée. Elle est faite en effet dans le but de faire disparaître le ténesme vésical, et le rétrécissement spasmodique ; mais il pourrait bien se faire que l'un et l'autre disparussent par le simple fait de la dilatation produite par l'excision de la tumeur, comme cela se produit quand on enlève les tumeurs hémorrhoïdales de l'anus. Ceci est à expérimenter.

En tout cas, comme cette dilatation est inoffensive et que le procédé a fait ses preuves, tel qu'il est, soyons sobres de modifications.

Nous ne saurions mieux terminer qu'on offrant l'observation suivante de la clientèle privée de M. Richet, que le savant professeur veut bien nous communiquer :

Obs. VIII. — Mme D***, demeurant rue d'Enghien, à Paris, âgée de 70 ans, se plaint depuis plusieurs années d'envies fréquentes d'uriner accompagnées de difficulté dans l'émission des urines. Assez souvent même ses urines contiennent un peu de sang ; mais c'est le plus ordinairement après l'émission qu'en s'essuyant elle remarque un peu de liquide sanguinolent.

Après plusieurs années de souffrances supportées avec résignation et silence, par suite de la crainte qu'elle avait de se faire examiner, Mme D... se décida cependant sur les vives instances de sa famille à venir consulter le chirurgien.

Elle croyait avoir la pierre ; et après avoir entendu le récit de ses souffrances, M. Richet pensait comme elle, tout en faisant remarquer que les urines n'étaient point catarrhales. L'exploration des parties génitales externes attira tout d'abord l'attention, et l'on constata que le méat urinaire boursouflé était occupé par plusieurs petites tumeurs rougeâtres, irrégulières, saignantes, ressemblant beaucoup à une framboise. Le canal lui-même, en arrière du méat, semblait le siége d'une tuméfaction que l'on pouvait suivre avec le doigt, tout le long de la paroi supérieure du vagin, presque jusqu'au col de la vessie. En pressant d'avant en arrière avec le doigt, à plusieurs reprises, on ramena d'abord un peu de mucus sanguinolent, puis bientôt du sang qui s'exprimait par le méat urinaire. Une sonde de femme fut introduite, et à 2 centimètres environ fut arrêtée brusquement sans qu'on pût pénétrer plus loin. Du sang en assez grande abondance suivit cette première exploration. Alors une sonde de beaucoup plus petit calibre fut introduite, le rétrécissement fut franchi, non sans quelques difficultés, et dès que la sonde fut parvenue dans la vessie, l'urine s'écoula claire, parfaitement transparente et sans mélange de sang. Explorée en tout sens la vessie fut trouvée parfaitement saine et n'offrant aucune trace de calcul.

Dès lors le diagnostic devint évident ; il s'agissait là *de ces tumeurs hémorrhoïdales de l'urèthre* si souvent prises pour des polypes.

Une opération fut proposée comme le seul moyen qui pût débarrasser la malade, et immédiatement acceptée avec joie. Elle fut pratiquée de la manière suivante :

La malade placée comme pour l'examen des organes génitaux par le spéculum, les deux cuisses fortement fléchies sur l'abdomen, les deux lèvres de la vulve écartées par un aide, le chirurgien avec de longues pinces à griffes analogues à celles dont on se sert pour l'excision de la conjonctive, saisit, sur la paroi inférieure la membrane muqueuse de l'urèthre jusqu'à près d'un demi centimètre du méat urinaire, puis attirant au dehors cette membrane muqueuse elle-même, d'un coup de ciseaux, il retrancha ce pli muqueux à sa base avec toutes les portions du bourrelet hémorrhoïdal qui s'échappait par le méat urinaire. Pareille incision fut faite sur la paroi supérieure, puis le dilatateur fut introduit jusqu'au niveau du rétrécissement et la divulsion pratiquée instantanément, ainsi que M. Richet a l'habitude de le faire depuis plusieurs années déjà. Le doigt auriculaire introduit sans beaucoup de difficultés dans le méat urinaire et promené en tout sens ne rencontrant plus ni tumeur ni rétrécissement, on se contenta, pour arrêter l'écoulement de sang assez abondant, de pratiquer un tamponnement léger de la partie antérieure du vagin et de la vulve qui fut maintenu pendant quelques heures.

Le lendemain la malade n'ayant pas uriné, on fut obligé de la sonder; les urines abondantes n'offraient rien de particulier ; un peu d'écoulement de sang se produisit à la suite du cathétérisme et fut arrêté par l'emploi de quelques lotions d'eau fraîche.

A partir de ce moment, la miction se fit spontanément, suivie d'un peu d'écoulement sanguin, pendant les trois premiers jours, et dix jours après, la malade complètement remise reprit sa vie habituelle.

Depuis cette époque (bientôt dix mois), la malade qui jouit d'une santé parfaite se félicite tous les jours de s'être soumise à une opération qui l'a définitivement débarrassée d'une affection qui, disait-elle, faisait le malheur de son existence.

———

INDEX BIBLIOGRAPHIQUE

Hippocrate. Aphorismes, section iv, § 82, et section vii, § 57.
—1750. Sharpe. Critical inquiry, p. 162.—1751. Morgagni. 42e lettre
et t. VI, traduction française de 1822. — 1792. Hughes. chirurgien à
Strond-Water, dans le Medical facts and observations, t. II de la
collection, p. 26. — Bromfeild (Chirurg. observ., vol. II, p. 296).—
1814. Clarke (Diseases of females, vol. I, p. 269. — Jenner. London
medical journal, vol. VII, p. 160. — Wardrop (Lancet, vol. XIII,
p. 784. — Warner. Cases in surgery. — 1820. Meissner. t. II,
p. 285 et t. V, p, 155. — 1821. Chopart. Traité des maladies des
voies urinaires, édition de Pascal. — Mᵐᵉ Boivin et Dugès. —
1826. Boyer. Traité des maladies chirurgicales, t. IX, p. 69, etc. —
1833. Gerdy. Thèse de concours pour patholog. ext. — 1834. Lar-
cher (Gazette médicale). Thèse de Paris. — 1834. Tanchon. Gazette
médicale de Paris. — 1835. Nicot. Traité des polypes et autres carnosités de l'urèthre. — 1836. Professeur Velpeau. Gazette hebdomadaire ; 1836, observations publiées par M. Barthez son interne.—
1836. Nicot de Lyon. Gazette médicale. — 1837. Burns (John).
9e édition du traité d'accouchements, traduit en français en 1839,
p. 65. — 1838. Barthez. Journal hebdomadaire. — 1838. Gaz.
méd., p. 152, M. Guenier. — 1843. Espezel. Communique un fait
dans le Bulletin de thérapeutique au mois de décembre. — 1843.
Sernin. Bulletin thérapeutique et méd., t. XXV. — 1843. Da Carmin. Gazette médicale, p. 774. — 1843. Maisonneuve. Gaz. méd. —
1844. Schutzemberger. Gaz. méd. de Strasbourg. — 1844. Bavoux.
Thèse de Strasbourg. — 1844. Stoess de Strasbourg. Gazette médicale de Strasbourg. — 1844. Forget. Bull. thérapeut., t. XXVI,
p. 431. — 1847. Thore. Gaz. méd., p. 819. — 1849. Carru. Gaz.
des hôpitaux. — 1851. Forget. Soc. de chirurgie, 5 novembre. —
1855. Demarquay. Gaz. des hôpitaux. — 1855. Verneuil. Communication à la Société de biologie. — 1858. Henry. Thèse de Paris. —
1860. Thore. Gaz. des hôpitaux, 15 mars. — 1862. Velten. Thèse
de Paris. — 1864. A. Guerin. Maladies des organes génitaux externes de la femme. — 1865. Giraldès. Soc. de chirurgie, p. 319. —
1866. Giraldès. Soc. de biologie. — 1866. Lemoine. Thèse de
Paris. — 1866. Prestat. Soc. de chirurgie, 16 mars. — 1870. David.
Gaz. des hôpitaux, p. 291. — 1871. Blot. Gazette des hôpitaux,
p. 515. — 1872. Richet. Gaz. des hôp., p. 504 et 514. — 1873. Simonin, professeur à Nancy. Innocuité et utilité de l'extrême et rapide
dilatation de l'urèthre chez la femme pendant l'anesthésie obtenue
par le chloroforme.

Paris. A. Parent, imprimeur de la Faculté de Médecine, rue Mr-le-Prince, 31.